HILFE MEIN KIND IST ZU DICK

Abnehmratgeber für Eltern und Großeltern

Autorin: Kristin de Mar

Impressum, Herausgeber und Copyright:

INFO-Verlag

Helmuth Graf

Box: 101337

Züricherstrasse 161

8010 Zürich

Schweiz

INFO-VERLAG@IST-EINMALIG.DE

Urheberrecht:

Weiter Bücher der Autorin:

HILFE WIE FINDE ICH MEINEN TRAUMPARTNER

http://www.amazon.de/Hilfe-finde-meinen-Traumpartner-21-Jahrhundert-ebook/dp/B00JZ2G9UE/ref=sr_1_7?ie=UTF8&qid=1398876529&sr=8-7&keywords=kristin+de+mar

HILFE ICH BIN ZU SCHÜCHTERN

http://www.amazon.de/Hilfe-ich-bin-sch%C3%BCchtern-Selbstvertrauen-ebook/dp/B00JG5KMBC/ref=sr_1_2?ie=UTF8&qid=1398876529&sr=8-2&keywords=kristin+de+mar

HILFE ICH BIN ZU DICK

http://www.amazon.de/Hilfe-ich-bin-dick-Abnehmratgeber-ebook/dp/B00IMNWXP2/ref=sr_1_1?ie=UTF8&qid=1398876529&sr=8-1&keywords=kristin+de+mar

EROTISCHE GUTE NAHT GESCHICHTEN

http://www.amazon.de/Erotische-Gute-Nacht-Geschichten-Teil1-ebook/dp/B00H147790/ref=sr_1_10?ie=UTF8&qid=1398876529&sr=8-10&keywords=kristin+de+mar

HILFE ICH BRAUCHE DRINGEND GELD

http://www.amazon.de/Hilfe-ich-brauche-dringend-Geld-ebook/dp/B00KK2LLCO/ref=sr_1_5?ie=UTF8&qid=1403540936&sr=8-5&keywords=kristin+de+mar

HILFE ICH HABE ANGST

http://www.amazon.de/Hilfe-ich-habe-Angst-Panikattacken-ebook/dp/B00L74J7Z2/ref=sr_1_7?ie=UTF8&qid=1403540936&sr=8-7&keywords=kristin+de+mar

Inhaltsverzeichnis

Vorwort

Liebe Eltern,

jedes vierte Kind in Europa ist zu dick!

Neben falscher Ernährung, zählt vor allem der Mangel an Bewegung zu den häufigsten Ursachen, dass unsere Kinder und Teenager immer dicker werden.

Wo liegt eigentlich das Problem?

Kinder haben ja von Natur aus einen natürlichen Bewegungsdrang und Kinder kommen auch nicht dick zur Welt.

Allerdings brauchen Kinder und Jugendliche aber Vorbilder, Erwachsene, die ihnen zeigen, was gut und schlecht ist. In jeder Lebenslage wird unseren Kindern genau vorgelebt, was gut und böse ist, was sie dürfen und was nicht. Beim Thema Essen jedoch, scheinen wir gänzlich zu versagen.

Das heißt, Sie als Elternteil, oder ja, sogar Sie als Großelternteil, sollten ihren Kindern ein gesundes und vitales Leben vorleben. Das beinhaltet gesundes Essen und ausreichende Bewegung. Unsere Kinder können nur dann gesunde Erwachsene werden, wenn wir ihnen das auch zeigen. Das ist sogar unsere Pflicht.

Bauen Sie selbst Bewegung in Ihren Alltag ein und essen Sie gesunde Lebensmittel. Dann schadet auch hin und wieder eine kleine Belohnung, die das Leben versüßt, nicht.

Folgen Sie mir durch mein Buch, das sich mit genau diesem Thema beschäftigt und nehmen Sie wichtige Tipps und Ratschläge mit auf Ihren Weg. Für eine gesunde Zukunft und ein Wohlbefinden unserer Kinder bis ins hohe Alter.

Wie Sie in diesem Buch sehen werden, gibt es verschiedene Arten, Kindern und Jugendlichen dabei zu helfen, ihr Gewicht in den Griff zu bekommen.

Oft haben Programme für übergewichtige Kinder gar nicht den Gewichtsverlust als Ziel, sondern das Halten des Gewichtes bis es mit der Größe ausgeglichen wird.

Es wird geschätzt, dass es ca. 1,5 Jahre braucht um 20% überschüssiges Fett auszuwachsen. Deshalb ist frühes Handeln und Vorbeugen besonders wichtig, um aus ihrem Kind einen gesunden Erwachsenen zu machen.

Es gibt drei Dinge auf die Sie achten sollten:

Körperliche Aktivität:

Finden Sie eine Sportart, die ihrem Kind Freude bereitet, denn dann wird es auch gerne mitmachen.

Geregeltes, gesundes Essen:

Stellen Sie das Essverhalten ihres Kindes langsam um, so wird es gar nicht bemerken wie immer mehr gesunde Lebensmittel Einzug nehmen.

Das Verhalten verändern:

Fasten ist nicht erlaubt, aber gesundes Essen ist das wichtigste bei der Gewichtsreduktion.

Kapitel 1

Probleme, die bei Teenagern und Kindern bezüglich ihres Gewichts auftreten.

Für viele dicke Teenager oder Kleinkinder sind gesundheitliche Probleme die kleinsten ihrer Sorgen. Mehr machen ihnen jedoch die Hänseleien und Sticheleien in Schule und Kindergarten zu schaffen.

Doch sie haben nicht nur damit zu kämpfen, was andere über sie denken, sondern vor allem auch, was sie selbst über sich denken. Als erwachsener Mensch haben wir uns einen kleinen Polster zugelegt und zwar einen Schutzpolster, der uns vor diesen Angriffen schützt. Kinder jedoch, haben diesen Schutzpolster noch nicht und müssen oft hart mit den Vorurteilen anderer kämpfen.

Viele der Jugendlichen (vor allem Mädchen) sind depressiv, weil sie besessen sind von dem Gedanken an ihr Gewicht. Sicherlich gibt es auch das Gegenteil, Kinder und Jugendliche, die sich keine Gedanken über ihren Körper machen. Das kommt immer auf die Familie an, ob das Körpergefühl ein Thema innerhalb der Familie ist, oder eben nicht.

Doch zurück zu den Mädchen und Jungen, für die es sehr wohl ein Problem ist, dick zu sein. Dabei ist es ganz und gar nicht hilfreich, dass jedes Model und jeder Schauspieler spindeldürr ist. Daran kann man wiederrum sehen, was für ein Druck auf übergewichtigen Teenagern und Kindern lastet.

Eine Umfrage ergab, dass diese Kinder ihre Lebensqualität als so hoch wie die eines Krebspatienten unter Chemotherapie einschätzen.

Es gibt andere Studien, die offenlegen, dass erhöhtes Vorkommen von Depressionen, geringe Selbstachtung und Isolation von anderen Mitgliedern der Altersklasse vorkommt, was wiederum Verhaltensstörungen bei manchen Jugendlichen auslöst.

Bei diesen Jugendlichen ist es weniger wahrscheinlich, dass sie eine höhere Ausbildung absolvieren oder ihr inneres Gleichgewicht finden. Ebenso ist es erwiesen, dass sie Teil der unteren sozioökonomischen Gruppe sein werden. Ausnahmen bestätigen natürlich immer die Regel.

Noch schlimmer ist es jedoch, dass übergewichtige Kinder und Jugendliche sehr hart mit sich selbst ins Gericht gehen und sich auch von anderen häufig schlecht behandelt fühlen.

Eine Studie, die durch Latner und Stunkard durchgeführt wurde, sagt aus, dass diese Situation von Jahr zu Jahr schlimmer wird.

Selbst im Kindesalter treten bei diesen Kindern schon gesundheitliche Schäden auf, die nur schwer zu beheben sind und nur durch harte Konsequenzen bereinigt werden können.

Häufig leiden schon übergewichtige Teenager an Herz- und Gefäßkrankheiten, sowie Magen/Darmproblemen, orthopädischen und neurologischen Problemen, sowie Problemen der Atemwege und vor allem Bewegungseinschränkungen.

Heute gibt es schon überall Abnehmprogramme oder Ferienabnehmcamps, die den jungen Leuten helfen sollen, ihr Leben wieder lebenswert zu gestalten.

Diese Programme kombinieren psychologische Therapie und Verhaltenstherapie, damit sich die Kinder und Jugendlichen wieder in ihrem Leben zurechtfinden.

Kapitel 2

Den Kids helfen ihr Selbstbewusstsein wieder zu finden und sie essenstechnisch zu erziehen.

Ungefähr 20 % der Kinder zwischen 6 und 18 Jahren sind übergewichtig oder sogar fettleibig. Tatsächlich gibt es jetzt aber ungefähr eine höhere Dunkelziffer an erkrankten Kindern, die Einschränkungen in ihrem Leben in Kauf nehmen, wie zum Beispiel, hoher Blutdruck, hoher Cholesterinspiegel, oder beginnender Diabetes.

Studien besagen, dass ein Kind, das im Alter von 6 Jahren fettleibig ist, eine 50% Chance hat, auch im Erwachsenen Alter übergewichtig zu sein.

Wenn noch dazu eines der beiden Elternteile übergewichtig sein sollte, dann kann dies zu einer 80% Chance führen, auch als Erwachsener dick zu sein.

Dies sollten sehr ernüchternde Erkenntnisse für alle Eltern sein. Vor allem, wenn ihr Kind schon als Kleinkind Anzeichen des Übergewichtes haben sollte.

Hier sollte rasch eingegriffen werden. Sie können ihrem Kind gesündere Verhaltensweisen erlernen, sowohl bezüglich ihrer Ernährungsgewohnheiten, als auch in Bezug auf ihre körperliche Aktivität- das alles wird ihrem Kind helfen Gewicht zu verlieren.

Man sollte ihnen genau vor Augen führen, wählerisch bei der Auswahl an Lebensmittel zu sein. Die Wohlstandsgesellschaft führt zu Überfluss an Nahrungsmittel, wo man nur hinschaut. Essen dient schon lange nicht mehr um den Hunger zu stillen, sondern ist eine Freizeitaktivität geworden. Essen gibt es überall, wo man nur hinsieht, dies hat sich in den letzten Jahren stark verändert. Wenn man zurückdenkt, haben früher die Kinder und Jugendlichen ihr Pausenbrot von zu Hause mitbekommen und da gab es nichts anderes, bis man wieder zu Hause war. Heute sieht die Sache etwas anders aus, sicher gibt es noch immer einige, die ihre Lunchbox von zu Hause mitnehmen, aber in der Natur sieht die Sache so aus, dass die Kids gerne und oft auswärts essen und ihre Snacks in der Kantine holen. Dort wird dann viel zu oft zu Süßkram gegriffen, und das schon am Vormittag.

Essen sollte niemals eine Belohnung oder eine Strafe sein. Essen sollte einen einzigen Zweck haben und zwar satt zu werden, wenn man Hunger hat.

Hunger ist auch ein weiteres Thema. Essen sollte man auch nur, wenn man hungrig ist und nicht, weil es gerade Mittag ist oder, weil es gerade langweilig ist, oder weil die Chipspackung so gut zum Fernseher passt. Die Menge des Essens sollte auch vom Hunger abhängig sein. Man sollte nur so viel essen, bis man kein Hungergefühl mehr verspürt. Auf das Hungergefühl zu achten, haben die meisten schon verlernt.

Jedoch muss betont werden, dass nur mit medizinischer Zustimmung und unter Aufsicht des Kinderarztes das Gewicht ihres Kindes reduziert werden sollte.

Viele Kinderärzte ziehen es vor, das Gewicht eines übergewichtigen Kindes stabil zu halten, bis die Relation von Körpergröße und Gewicht wieder zueinander passt.

Ich möchte mit ihnen folgende 4 Punkte behandeln, die ihrem Kind die Ernährung und die körperliche Betätigung erleichtern sollen.

Der jährliche Durchcheck beim Kinderarzt um die Gesundheit und das Gewicht ihres Kindes festzustellen:

Besonders wichtig ist, von Beginn an der jährliche Durchcheck beim Kinderarzt. Das ist schon mal der richtige Weg, um das Gewicht ihres Kindes im Auge zu behalten, oder der erste Schritt, um sich um das bereits bestehende Übergewicht ihres Kindes anzunehmen. Gemeinsam werden monatliche Kontrolltermine fixiert, um ihnen und ihrem Kind die Gewichtsreduktion zu erleichtern. In besonders heiklen Fällen und bei besonders hohem Übergewicht, werden Ernährungsberater oder sogenannte Ernährungsambulanzen zu Rate gezogen. Dort bekommen Sie genaue Ernährungspläne und auch die sportlichen Aktivitäten werden genauestens besprochen.

Bevor Sie allerdings Änderungen im Leben ihres Kindes und seiner Umwelt vornehmen, nehmen Sie sich ein paar Minuten Zeit und überlegen Sie, wie das Leben in ihrem Zuhause so aussieht.

Erlauben Sie ihrem Kind die Möglichkeit, jederzeit so viel zu essen, wie es möchte, oder gibt es strikte Essenzeiten?

Werfen Sie zuerst mal einen Blick darauf, wie viele Stunden ihr Kind oder Teenager vor dem Fernseher, oder vor dem Computer verbringt. Ein Jugendlicher dürfte im Durchschnitt bis zu 24 Stunden in der Woche vor dem Fernseher verbringen. In der Realität sieht das zurzeit leider ganz anders aus. Der Fernseher ist der Freund in einsamen Stunden geworden. Die meisten Jugendlichen brauchen immer Lärm oder Stimmen um sich und dazu eignet sich der Fernseher am allerbesten. Geräuschkulisse nonstop, das brauchen viele Kinder und Teenager rund um die Uhr. Bei den meisten Kids läuft der Fernseher nicht zum Fernsehen sondern als Geräuschkulisse. Das sollte man vermeiden. Bewusstes Fernsehen muss eingeführt werden. Gezieltes hinhören und beschränkte Einschaltzeit, das ist der erste Schritt zu der positiven

Veränderung im Leben Ihres Kindes. Denn auch dies hat indirekt mit dem Übergewicht Ihres Kindes zu tun.

Protokollieren Sie jede Zeit, die Ihr Kind vor dem Fernseher oder vor dem Computer sitzt, und versuchen Sie, diese Zeit zu halbieren. Auch so wird ihr Kind noch immer genug Zeit vor den Geräten verbringen.

Versammeln Sie ihre Familie zu den Mahlzeiten am Esstisch. Gegessen wird gemeinsam am Esstisch und zwar ausnahmslos, denn nur so haben Sie eine Kontrolle, wer wie viel und vor allem wann isst. Durch so eine kleine Veränderung kann nachweislich verhindert werden, dass jeder isst was er will und wie viel davon er will.

Nun müssen Sie ihren Kühlschrank und ihre Vorräte ins Visier nehmen. Zu welchen Lebensmitteln greifen Sie meistens, wenn Sie hungrig sind?

Wenn diese Nahrungsmittel zu stark Fett- oder Zuckerhaltig sein sollten, greifen Sie lieber zu Obst oder Gemüse als Zwischenmahlzeit.

Für die nächste Zeit, vor allem für die Zeit in dem ihr Kind Gewicht verlieren soll, darf es Zuhause keine Nasch- oder Süßigkeitenlade geben! Es wird für Sie und Ihr Kind ohnehin schon schwierig genug sein, den Versuchungen standzuhalten, auch ohne dass Sie zu Hause Süßigkeiten horten.

Versuchen Sie ihr Kind nicht durch Beleidigungen oder Ermahnungen zum Abnehmen zu bewegen:

Weder bei Erwachsenen, noch bei Kindern funktioniert es, Sie durch ewiges Meckern zum Abnehmen zu bringen. Ein übergewichtiger Teenager weiß selbst, dass er zu viele Kilos auf die Waage bringt, auch ohne dass Sie ihn ständig daran erinnern.

Was ein Teenager jedoch meistens nicht weiß, wie er die lästigen Pfunde wieder los wird und sein angekratztes Selbstvertrauen wieder aufbaut. Jedes Kind möchte die Gewissheit haben, dass seine Eltern es bedingungslos lieben. Egal wie es aussieht, egal, wie gut es in der Schule ist und auch egal, ob es mal was angestellt hat oder nicht. Für Eltern kann es wiederum sehr schwierig sein, das eigene Kind so zu akzeptieren wie es ist. Denn meistens ist das eigene Kind ganz anders als man selbst. Auch beim Gewicht haben dünne Eltern nicht automatisch dünne Kinder und umgekehrt. Jeder Elternteil muss lernen, der Angelegenheit Zeit zu geben und daran zu glauben, dass die Maßnahmen, die wir ihnen beibringen eines Tages Früchte tragen werden.

Besonders leicht ist es natürlich, wenn die ganze restliche Familie sich solidarisch zeigt und am Ernährungsplan und an der Ernährungsumstellung mitmacht.

So bekommt das übergewichtige Kind nicht das Gefühl, anders zu sein als der Rest der Familie. Zusammen geht alles leichter und gesundes Essen schadet auch den Erwachsenen nicht, denn man sollte ja ein gutes Vorbild für sein Kind sein.

Das heißt, dass wir unseren Kindern zeigen müssen, wie eine gesunde Mahlzeit aussieht. Sicherlich ist es in der heutigen, schnell lebenden Zeit schwierig, sich genug Zeit fürs Gestalten von Essen zu nehmen. Das Angebot an Fastfood und Schnellimbissen lockt überall und es ist immer bequemer, sich schnell ein fertiges Essen mitzunehmen, als sich selber an den Herd zu stellen. Aber genau dort lauert die Gefahr!

Wie sieht eine gesunde Mahlzeit überhaupt aus?

Die gesunde Mahlzeit besteht zur Hälfte aus Gemüse oder Salat. Zu einem Viertel aus stärkehaltigen Lebensmittel (Reis oder Nudel) und zu einem Viertel aus Proteinreichen Lebensmittel, wie Fleisch oder Fisch.

Sie müssen sich auch aber bewusst sein, dass ihr Kind Süßigkeiten ins Haus schmuggeln wird und ihre Ernährungspläne durcheinander bringen kann. Die Ernährungsumstellung wird auch sicher nicht von heute auf morgen Früchte tragen, denn ihr Kind, das jahrelang gewohnt war anders zu essen, wird sich teilweise weigern oder sie sogar boykottieren. Sie brauchen viel Geduld, aber es wird sich langfristig lohnen. Schließlich geht es um die Gesundheit ihres Kindes, für die Sie verantwortlich sind.

Sport und Bewegungsprogramm für die gesamte Familie sollte auf dem Tagesplan stehen:

Bewegung ist wichtig!

Die Weltgesundheitsorganisation WHO empfiehlt **mindestens 30 Minuten** Bewegung am Tag für Personen mit sitzender Tätigkeit. Um Übergewicht vorzubeugen, sollte man sich am Tag sogar 1 Stunde intensiv körperlich betätigen.

Eine gute Art, die alten Gewohnheiten einer Familie zu brechen, ist es, zusammen mit der ganzen Familie sportliche Aktivitäten zu planen. So werden nicht nur Kalorien verbrannt, sondern es wird auch eine Basis für die Eltern-Kind-Kommunikation geliefert. In der heutigen Zeit bleibt leider immer weniger Zeit für gemeinsame Aktivitäten und gerade diese, sind extrem wichtig, um das Gewicht ihres Kindes zu reduzieren.

Auch spielt der finanzielle Aspekt keine Rolle, es muss nicht eine teure Sportart ausgeübt werden, es gibt auch kostengünstigere Varianten oder sogar kostenlose, wie spazieren gehen oder eine Radtour, wenn Fahrräder vorhanden sind.

Finden Sie heraus, was ihrem Kind Spaß machen könnte und versuchen Sie, eine Bewegungsaktivität für die ganze Familie zu finden. Es muss allen Spaß machen, sonst funktioniert es nicht.

Gehen Sie als gutes Beispiel voran! Versuchen Sie auch für sich Bewegung in den Alltag einzubauen, denn nur so wird Ihr Kind es als normal empfinden, dass regelmäßige Bewegung ein Muss ist, um den Körper in Form zu bringen. Wie sehr das Verhalten von Kindern durch das familiäre Umfeld geprägt und verstärkt wird, bestätigen Untersuchungen, die zeigen, dass Eltern übergewichtiger Kinder die körperliche Betätigung ihrer Kinder sogar verhindern.

Ermunterung des Kindes zu richtigem Verhalten:

Am besten motiviert man ein übergewichtiges Kind, oder einen übergewichtigen Teenager, durch das eigene Verhalten. Eltern sind in einem gewissen Alter Vorbilder für ihre Kinder. Die Kinder nehmen sich die Eltern als Beispiel und ganz egal welchen Lebensstil Eltern für sich wählen, Kinder sehen diese Art und Weise zu leben als normal an. Wenn Sie zum Beispiel keinen Sport und keine Bewegung ausüben, wird es auch für ihr Kind als normal gelten, sich wenig zu bewegen. Sie sind das Vorbild, ihr Kind lebt in Ihrem Schatten, zumindest bis zu einem gewissen Alter. Vergessen Sie niemals, Sie haben es in der Hand nicht nur ein glückliches Kind aufzuziehen, sondern auch ein gesundes Kind, für das es ganz normal zum Alltag gehört, sich gesund zu ernähren und auf den Körper acht zu geben, um ein hohes Alter zu erreichen.

Auch können Sie Ihr Kind nicht ermahnen weniger zu essen, oder mehr Sport zu betreiben, wenn Sie es selbst nicht für nötig halten es zu tun. Sie können Ihr Kind nicht ermahnen weniger vor dem Fernseher zu sitzen, wenn die ganze Familie stundenlang vor dem Fernseher sitzt. Also bedeutet diese Gewichtsreduktion ihres Kindes eine große Umstellung für die ganze Familie.

Sie können Ihr Kind ebenso nicht ermutigen Wasser zu trinken, wenn alle Mitglieder der Familie zuckerhaltige Limonaden zu sich nehmen. Diese Ernährungsumstellung, auf die wir später noch zurückkommen, wird der ganzen Familie einiges abverlangen, aber wie schon gesagt, alles zu ihrem Vorteil. Wenn es darum geht, ein gesünderes Leben zu führen, muss man sich jeden Tag erneut dazu motivieren, es auch umzusetzen.

Kapitel 3

Ratschläge, um Teens und Kinder beim Abnehmen zu helfen.

Abnehmen für Kinder oder Teenager ist anders als für Erwachsenen. Gewichtsabnahme hängt bei Kindern vom Alter, ihrem Stoffwechsel, ihren Essgewohnheiten, sowie von der Art des Lebensstiles ab. Meistens ist es für Kinder und Teenager leichter abzunehmen, als für Erwachse, da der Körper viel schneller und leichter Kalorien verbraucht.

Das Leben der Jugendlichen gestaltet sich oft viel aktiver als das Leben der Erwachsenen. Sie haben mehr Spaß an Gymnastik und anderen sportlichen Aktivitäten. Solche Aktivitäten helfen den Kindern den Stoffwechsel auf Trapp zu bringen und viele Kalorien zu verbrennen. Das hilft wiederum den Essensplan besser zu gestalten.

Wir sprechen auch von keiner Diät!

Diäten sind nicht akzeptabel für Kinder. Eine vernünftige Ernährungsumstellung ist der einzige Weg, ihr Kind dauerhaft schlank und gesund zu halten. Diäten heißt in den meisten Fällen Verzicht und so können Sie keine Schlacht gewinnen, denn da wird ihr Kind auf kurz oder lang zu streiken beginnen.

Kinder haben so viel Energie, nützen Sie diese gestaute Energie und setzen Sie sie gezielt ein.

Wenn Kinder oder Teenager ihr Gewicht reduzieren wollen, sollten sie ein aktives Leben führen, zum Beispiel, indem sie eine Sportart ausüben. Ermutigen Sie ihr Kind und seien Sie behilflich dabei, die richtige Bewegungsmethode zu finden.

Dies ist besonders wichtig für Kinder im Wachstum, denn um zu wachsen, brauchen sie mehr Nahrung. Deshalb ist sportliche Aktivität so wichtig, um das Gewicht zu regulieren.

Wenn sie nämlich nur vor dem Fernseher sitzen und keine Bewegung machen, werden die Kinder langfristig zunehmen.

Kapitel 4

Einfache Regeln um den Kindern ein sicheres und langsames Abnehmen zu garantieren.

In diesem Kapitel beschäftigen wir uns mit ein paar einfachen Regeln, die man als Elternteil befolgen sollte, wenn man einem Kind beim Abnehmen helfen will. Der Schlüssel zu einem gesunden Gewicht sind gesunde Gewohnheiten. Übergewicht ist heutzutage ein großes Problem, das immer mehr zunimmt. Sie, als Elternteil, können eine Menge tun, um ihrem Kind dabei zu helfen das Übergewicht oder die Gewichtsprobleme in den Griff zu bekommen.

Obgleich es keine Zauberformel gibt, ist der Schlüssel zu einem gesunden Gewicht eine gesunde Lebensweise – und die macht sich dann bis ins Erwachsenenalter bezahlt.

1. Sprechen Sie mit Ihrem Kind!

Sollte ihr Kind übergewichtig sein, wird es wahrscheinlich auch selbst deshalb besorgt sein. Ganz abgesehen von gesundheitlichen Problemen, wie Luftprobleme, Bluthochdruck, oder Diabetes, können soziale und emotionale Probleme eine große Rolle spielen. Es ist nicht immer einfach, für Ihr Kind übergewichtig zu sein und selbst in der heutigen Zeit, wo es immer mehr dicke Kinder gibt wird es immer wieder zu Mobbing und Problemen in der Schule oder im privaten Umfeld kommen. Bieten Sie ihrem Kind die Unterstützung und das Verständnis, das es benötigt, und helfen Sie ihrem Kind, die Probleme zu bewältigen.

Reden Sie notfalls mit Kindergarten oder Schule, um Ihrem Kind ein sicheres, geborgenes Umfeld zu geben.

Sprechen Sie auch mit allen Menschen im Umfeld ihres Kindes und bereiten sie diese auf ihre Pläne vor. Denn nur so bekommen Sie eine gute Kontrolle, wie viel Ihr Kind auch außerhalb ihres Haushaltes zu sich nimmt.

2. Unrealistische Vorbilder

Für viele junge Mädchen ist ihr Gewicht und ihr Aussehen eine sehr heikle Angelegenheit. Erinnern Sie Ihr Kind daran, dass es keinen perfekten Körper gibt, außer man trainiert hart und fleißig. Sprechen Sie mit ihrem Kind, nicht jeder kann die Figur von Lady Gaga oder Rihanna haben, jeder Körper ist anders veranlagt.

Es ist sehr verführerisch heutzutage, wenn man permanent schöne, schlanke Menschen aus der Zeitung lächeln sieht. Das vermittelt unseren Kindern ein falsches Bild von Schönheit und Normalität. Jeder Mensch ist einzigartig und nicht alle Menschen können gleich aussehen. Versuchen Sie mit Ihrem Kind die richtigen und realisierbaren Ziele auszuarbeiten und planen Sie genug Zeit für die Durchführung und Erreichung der Ziele ein. Lassen Sie sich helfen, wenn Sie nicht sicher sind wie Sie es am besten angehen sollen. Es gibt so viel Fachpersonal, die sich mit der Ausarbeitung solcher Pläne befasst und die genau wissen, wie man die besten Erfolge erzielt.

Anstatt über dick und dünn zu reden, konzentrieren Sie sich bei den Gesprächen mit ihrem Kind lieber auf gesundes Essen und Verhaltensweisen, die ein gesundes Gewicht begünstigen. Machen Sie sich im Internet schlau, es gibt so viele Programme, die man mühelos von zu Hause aus durchführen kann und die wirklich einfach umzusetzen sind.

Sie können auch mit ihrem Kinderarzt sprechen, was dabei helfen wird, realistische Ziele zu setzten, auch unter Berücksichtigung des medizinischen Aspektes, des Alters und der allgemeinen Gesundheit.

3. Verwenden Sie keine Crashdiäten oder bestellen Sie keine Wundermittel die etwas versprechen, was nicht machbar ist.

Helfen Sie ihrem Kind dadurch, indem Sie es aufklären, wie man gesund Gewicht verliert. Bestellen Sie niemals irgendwelche Gewichts Abnehmpillen oder Crashdiäten die sich verlockend anhören.

Es gibt kein Wundermittel, das die Pfunde ihres Kindes dahinschmelzen lässt. Würde es dieses Mittel tatsächlich geben, gäbe es Berichte und Studien dazu, aber es gibt sie leider nicht. Lose Versprechungen übers Abnehmen ohne vernünftiges Essen, begleitet mit Bewegung ist eine reine Geldfalle.

Setzten Sie Ihr Kind auch niemals auf einseitige Crashdiäten, auch das führt langfristig nicht zu dem gewünschten Ergebnis.

4. Fordern Sie die sportlichen Aktivitäten ihres Kindes

Wie auch jeder Erwachsene es tun sollte, sollte sich ein Kind 30-60 Minuten am Tag bewegen. Es bedeutet aber nicht, dass es das an einem Stück machen muss. Die Tätigkeit kann sich auch über den Tag verteilen, wichtig ist nur das der Körper bewegt wird. Mannschaftssportarten, die in der Schule angeboten werden, oder im Sportverein, sind ein guter Weg für Kinder und Teenager um sich körperlich zu bewegen. Vor allem wenn auch Freunde mitmachen, bekommt das Ganze einen spielerischen Charakter und Ihr Kind empfindet die Bewegung nicht als Teil seines Abnehmprogrammes.

Sollte ihr Kind aber kein Athlet sein und sollte es ihrem Kind keinen Spaß bereiten Mannschaftssport auszuüben, finden Sie eine andere Variante, wie sich ihr Kind bewegen könnte.

Es gibt so viele Möglichkeiten, wie zum Beispiel zur Schule zu gehen oder mehr spazieren zu gehen. Es kann auch durchaus mehr das Fahrrad benützt werden, oder der Roller. Sie können auch einen Tag ohne Computer vorschlagen, somit wird sich Ihr Kind eine andere Tätigkeit suchen und sich so auch mehr bewegen.

Wenn Sie einen Hund besitzen, ermutigen Sie ihr Kind, den Hund öfters auszuführen. Es gibt auch Sportarten wie Reiten oder die etwas größeren Kinder können auch durchaus ins Fitnessstudio gehen und sich dort beraten lassen. Finden Sie einfach heraus, was ihrem Kind Spaß macht und entscheiden Sie gemeinsam, für welche Sportart Sie sich letztlich entscheiden.

5. Frühstück ist enorm wichtig!

Wenn Ihr Kind ein Morgenmuffel sein sollte, versuchen Sie es früher aus dem Bett zu scheuchen, damit Ihr Kind noch genug Zeit hat ein Frühstück zu sich zu nehmen.

Wie oft haben Sie schon gehört: Frühstück ist die wichtigste Mahlzeit des Tages!

Ein gutes, nahrhaftes Frühstück hilft, seinen Tag zu starten und kurbelt den Kreislauf an, damit ihr Kind den Vormittag vital und fit übersteht. Sie werden auch feststellen, dass ihr Kind so viel mehr Energie erhält und tagsüber weniger isst.

Wenn ihr Teenager nicht gerade begeistert von Vollkornbrot oder Müsli sein sollte, können Sie ihm auch Reste vom Essen am Vortag anbieten. Ein Stück Käse, einige Nüsse, etwas Joghurt oder etwas Obst erfüllen den gleichen Zweck.

Nur Hände weg von sogenannten Cerealien!

Das ist kein Frühstück, auch bei uns ist es immer mehr in Mode gekommen, Kindern Cerealien anzubieten. Es ist sogar unglaublich, wenn man im Supermarkt durch die Gänge geht, wie viele es davon gibt. Sehen Sie mal auf der Packung nach aus was Cerealien bestehen...nämlich hauptsächlich aus Zucker, und das kann kein guter Start in den Tag sein.

Versuchen Sie mit Ihrem Kind einige Frühstücksvarianten auszuarbeiten und integrieren Sie die Wünsche Ihres Kindes.

Es soll Spaß machen und ihr Kind soll niemals da Gefühl bekommen auf Diät zu sein.

6. Kluge gesunde Snacks und Zwischenmahlzeiten ausarbeiten

Es kann ziemlich schwierig werden, die gesunde Wahl zu treffen, besonders, wenn die Schulgänge voll von Snackautomaten sind, die vor allem ungesunde und zuckerreiche Nahrung anbieten. Aber es ist möglich!

Ermutigen Sie Ihr Kind, die ungesunden Snacks durch gesunde Snacks auszutauschen. Gefrorene Trauben, Orangen, Erdbeeren oder andere frische Früchte sind eine gute Alternative. Ebenso eignen sich Paprika in allen Farben, Nüsse, Kirschtomaten, je nachdem was ihr Kind so mag.

Bieten Sie ihrem Kind alles an, was es gerne isst, außer Zucker und Weißmehl, diese zwei Dickmacher sollten Sie aus dem Speiseplan streichen, solange Ihr Kind Gewicht verlieren sollte.

Ködern Sie Ihr Kind mit einer wunderbaren Sache:

An einem Tag der Woche darf ihr Kind essen was es will.

Ja, genau was es will. Natürlich kann ich nicht versprechen, wenn Sie an Ihrem Cheat Day alles hineinstopfen, dass Sie dann auch Gewicht verlieren. Trotzdem sollte Ihr Kind einen Tag in der Woche haben, auf den es sich freut. Dann darf es auch hin und wieder Pizza und Co. geben. Sie werden sehen, mit dieser kleinen Wunderwaffe werden Sie Ihr übergewichtiges Kind überzeugen, sich unter der Woche zurück zu halten. Denn es kommt jede Woche der Tag an dem Ihr Kind alles essen darf, was es gerne ist.

7. Kontrollieren Sie die Menge des Essens

Hinsichtlich der Portionen, die ein Kind oder Teenager zu sich nimmt, kommt es wirklich auf die Größe an. Versuchen Sie Ihr Kind davon zu überzeugen, nur zu essen, wenn es Hunger hat. Es sollte Ihnen gelingen, das Essen aus Langeweile zu verhindern, indem Sie Ihr Kind beschäftigen und ablenken.

Kontrolle ist wichtig, nur so können Sie feststellen, wie viel und vor allem wie oft, ihr Kind Nahrung zu sich nimmt.

Achten Sie auch darauf, dass Ihr Kind nur solange isst, solange es hungrig ist und nicht automatisch mehr in sich hineinstopft. Vielleicht ist Ihr Kind ja schon nach einem Stück Pizza satt und braucht die anderen Stücke gar nicht mehr. Finden Sie heraus, wie viel Ihr Kind braucht um satt zu werden und genau das ist ein wichtiger Punkt. Ihr Kind muss satt werden. Geben Sie Ihrem Kind auf alle Fälle ausreichend zu essen. Es sollte keine Diät werden, sondern nur ein Regulieren seines Gewichtes und das funktioniert bei Kindern nur, wenn sie sich wohlfühlen.

8. Keine Kalorienzufuhr durch Getränke

Eine durchschnittliche Dose Limonade enthält 150 Kalorien und 10 Teelöffel Zucker!

Auch Fruchtsaft, Kaffeespezialitäten und andere Getränke enthalten Kalorien. Ihr Kind bekommt den ganzen Tag über so viele leere Kalorien zu sich, dass Sie verhindern müssen, dass es durch Getränke noch mehr werden.

Ersetzen Sie alle Getränke durch Wasser. Wasser ist die natürlichste Form, um den Durst zu löschen. Es ist billig, kalorienarm und eigentlich das Beste, was uns unsere Erde schenkt. Hiermit können Sie viele Kalorien einsparen, die Ihr Kind anderswo braucht.

Ermutigen Sie also Ihr Kind Wasser zu trinken und nur an den Cheat-Tagen zu Limonaden und anderen Süßgetränken zu greifen.

9. Die Familie als Unterstützung

Meistens sind nicht alle Kinder in Ihrer Familie von dem Gewichtsproblem betroffen, aber es wäre von Vorteil, wenn sich alle anderen solidarisch zeigen würden und das übergewichtige Kind damit unterstützen. Schließlich ist gesünderes Essen und Bewegung gut für jedes Familienmitglied. Wenn Sie nur ein Kind haben, fällt die Entscheidung mitzumachen noch leichter. Warum nicht die ganze Familie dazu anregen, frisches Obst, Gemüse und Vollkornprodukte zu essen?

a.) Es ist wichtig, dass Sie ein Vorbild für ihr Kind sind.

b.) Vergessen Sie ungesunde Fertigkost, auch wenn gesunde Lebensmittel teurer sind. Sie sind eine gute Investition in die Gesundheit ihres Kindes.

c.) Probieren Sie neue gesunde Rezepte aus.

d.) Erlauben Sie niemals, auf der Couch, vor dem Fernseher oder vor dem Computer zu essen, denn das regt dazu an, mehr zu essen.

e.) Organisieren Sie Aktivitäten mit ihrer Familie. Spaziergänge nach dem Essen sind immer eine gute Variante, gemeinsame Zeit zu verbringen.

Übergewicht führt nicht automatisch zu geringem Selbstbewusstsein. Trotzdem ist es wichtig, Ihrem Kind zu zuhören und es so zu akzeptieren, wie es eben ist.

Loben Sie ihr Kind, wenn es Erfolge erzielt oder wenn es eigene Vorschläge hat, die Gewichtreduktion voran zu treiben.

Ihr Kind darf nie einen Zweifel haben, dass Sie es so lieben wie es ist, egal ob es gerade dick oder dünn ist. Der einzige Grund für die Gewichtsreduktion, sollte das Wohlergehen Ihres Kindes sein. Sie können Ihrem Kind oder Teenager auch andere Wege zeigen, seine Gefühle auszudrücken. Vielleicht fühlt sich Ihr Kind dabei wohl, ein Tagebuch zu schreiben. Finden Sie heraus, wie Sie diese etwas schwierige Zeit gut überbrücken können.

Wenn ihr Kind unter geringer Selbstachtung leidet und Probleme hat, auf gesunde Weise mit seinem Übergewicht umzugehen, suchen Sie Hilfe in Selbsthilfegruppen oder bei betroffenen Eltern, die das gleiche Ziel haben.

Es gibt viele Lösungen und Hilfsprogramme, die Ihrem Kind dabei helfen, mit dem sozialen Druck von außen klarzukommen. Das wiederum hilf dabei, Kontrolle über das Körpergewicht zu erlangen, was sich wiederum auf das ganze Leben Ihres Kindes auswirkt.

Kapitel 5

Wie Sie schnell und sicher Gewicht verlieren

Übergewicht hemmt nicht nur die Gesundheit von Erwachsenen, sondern kann auch für Kinder und Jugendliche schädlich sein.

Hochwertige Nahrungsmittel gibt es bei uns in Hülle und Fülle und man könnte daher davon ausgehen, dass Kleinkinder mit den notwendigen Nährstoffen und Vitaminen entsprechend versorgt sind. Die Realität jedoch zeigt, dass bereits Kleinkinder viel zu süß, zu fett und zu salzreich essen.

Die Verantwortung liegt alleine bei Ihnen, Ihr Kind gesund zu ernähren, denn die Basis für ein gesundes Leben wird bereits in den ersten drei Jahren gelegt.

Kinder essen hauptsächlich zu wenig Gemüse und zu wenig Kohlehydrate, wie Reis, Nudeln Kartoffel oder Vollkornbrot. Dagegen nehmen Kinder viel zu viel Süßes, Backwaren, Wurst, und Käse zu sich.

Eiweiß ist ein sehr wichtiger Bestandteil unserer Ernährung.

Die empfohlene Eiweißzufuhr im Kleinkindalter beträgt 1g Eiweiß pro Körpergewicht pro Tag.

Jedoch nehmen viele Kleinkinder viel zu viel Eiweiß in Form von Milch, Wurst und Fleisch zu sich. Studien haben gezeigt, dass zu viel tierisches Eiweiß das Übergewicht in den ersten Lebensjahren begünstigt.

Zuviel Zucker ist das nächste Hauptproblem, das die Gewichtsreduktion behindert. Im Kleinkindalter verdoppelt sich die Aufnahme von Zucker durch Getränke. Laut WHO ist die **Zuckermenge bei Kleinkindern jedoch auf 27g pro Tag** zu beschränken. Sogenannte Kinderlebensmittel werden bitte nicht gekauft, denn solche haben nur Unmengen an Zucker in sich.

Wenn Sie eine sogenannte Schlecklade zu Hause haben sollten, leeren Sie diese, Sie werden sie in den nächsten Wochen und Monaten nicht brauchen und sie verleitet nur zu unnützen Versuchungen.

Schon Kleinkinder nehmen zu viel falsches Fett zu sich, nämlich zu viel gesättigte Fettsäuren. Die Empfehlung lautet **1 Teelöffel hochwertiges Öl und 5g Streichfett pro Tag.**

Diese Fettsäuren spielen nämlich eine besondere Rolle für das zentrale Nervensystem ihres Kindes. Die Folgen eines Mangels wären Konzentrationsschwächen, Lernstörungen und motorische Störung.

Eine frühe Gewöhnung der Salzzufuhr ist auch nicht unproblematisch, denn eine hohe Salzzufuhr stellt einen Risikofaktor für den Blutdruck dar. Die Niere bei Kindern ist erst mit 18 Monaten ausgereift, sodass vor allem bis dahin von Salz haltigen Kost anzuraten ist.

Wurst und Fleisch sollten maximal **3 Mahlzeiten pro Woche** beinhalten. Magere Fleisch und Wurstsorten sind zu bevorzugen.

Fisch sollte mindestens **1-2 x wöchentlich** auf dem Speiseplan stehen. Mag ihr Kind keinen Fisch, umhüllen Sie ihn mit Eiern und Brösel und braten ihn in Rapsöl an.

Milchprodukte sollten nicht mehr als 3 Portionen pro Tag betragen. Dazu zählen Milch oder Milchgetränke, Joghurt sowie Käse.

Gemüse und Vollkornprodukte sollten Sie Ihrem Kind täglich anbieten. Gemüse wird frisch zubereitet und schonend gegart.

Sie werden sicherlich auch für ihr Kind eine passende Gemüsesorte finden, die Ihr Kind gerne isst. Probieren Sie einige Sorten aus und finden Sie heraus, welches Gemüse Ihr Kind bevorzugt. Pro Tag werden auch hier **2 Portionen Gemüse** empfohlen. Wussten Sie, dass Tiefkühlgemüse eine wertvolle Alternative zu frischen Gemüse darstellt? Es wird erntefrisch gefroren und liefert daher jede Menge Vitamine.

Eier sind ebenso in den täglichen Speiseplan einzubauen. Sie werden feststellen, dass man mit Eiern so manches machen kann und nebenbei schnell satt wird. Auch für zwischendurch als Snack eignen sich Eier hervorragend.

Kartoffeln dürfen auch mehrmals pro Woche auf dem Speiseplan stehen, sie sind in der Nährstoffdichte her Nudeln und Reis überlegen.

Verwenden Sie zum Kochen und Braten Oliven-, Raps-, Sonnenblumen-, oder Maiskeimöl oder Ceres, denn diese Fette sind reich an ungesättigten Fettsäuren. **1 Teelöffel hochwertiges Fett pro Tag ist ausreichend.**

Obst sollte im Speiseplan Ihres Kindes nicht fehlen. Täglich frisches Obst nimmt den Hunger und hält Ihr Kind gesund. Die Sorten des Obstes sollten saisonal gewählt werden. Bringen Sie täglich bis zu **zwei Portionen Obst** in den Speiseplan ihres Kindes ein.

Verwenden Sie statt Schlagobers für die Soßen eine kalorienärmer Variante wie z.B. Creme fraiche oder Cremefine.

Wählen Sie fettarme Zubereitungsvarianten wie z.B. Garen im Dampfgarer, in der Alu oder Bratfolie im Rohr, im Wok und vermeiden Sie Dinge zu panieren in der Zeit, in der Ihr Kind Gewicht verlieren soll.

Nüsse sind eine gute Zwischenmahlzeit, sie stillen den Hunger und sind besonders wertvoll. Es gibt so viele verschiedene Nüsse, wie z.B. Walnüsse, Cashewnüsse, Haselnüsse, usw.

Den kleinen Hunger zwischendurch stillt man am besten mit Obst, Trockenfrüchten, Joghurt, oder Nüssen.

Bevorzugen Sie bei Nudeln Tomatensauce, diese ist kalorienarm und enthält keine versteckten Fette.

Noch einmal, bieten Sie Ihrem Kind als Durstlöscher Wasser an oder höchstens Saft zum Verdünnen. Limonade gibt es ab heute, vor allem während der Gewichtsreduktion, nur an den Cheat-Tagen.

Teilen Sie die Nahrungsaufnahme in 5 Mahlzeiten auf.

Frühstück, Snack, Mittagessen, Nachmittagssnack, Abendessen. So wird Ihr Kind niemals Heißhunger kriegen und es bleiben die gefürchteten Fressattacken aus.

Erklären Sie Ihrem Kind warum eine richtige und gesunde Ernährung so wichtig ist, welche Nährstoffe was bewirken und welche Stoffe es zu vermeiden gilt. Es hilft nicht nur Ihnen, sondern auch Ihrem Kind, weil es die Wichtigkeit der richtigen Ernährung versteht und weiß, wie man Gewichtszunahme natürlich vorbeugt.

Die Lebensmittelpyramide: Gesund essen von unten nach oben

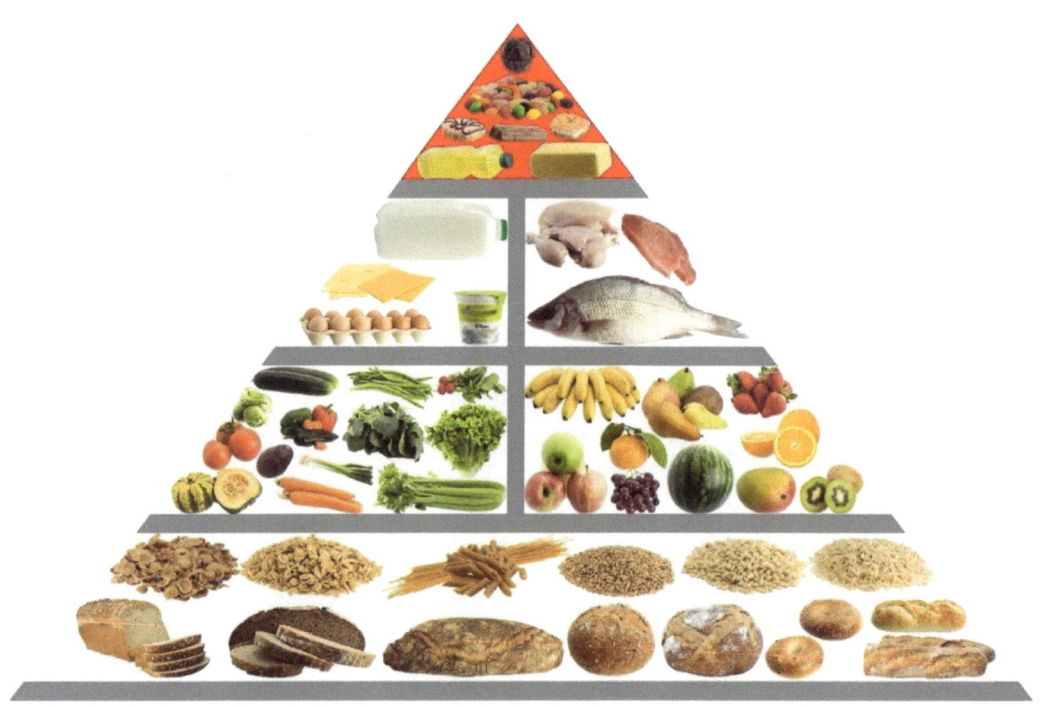

Kapitel 6

Sport in den Alltag unbedingt einbauen

Sport sollte in Zukunft dazu gehören, bitten Sie die komplette Familie dazu, denn nur so wird es Ihrem übergewichtigen Kind leicht fallen, sich zu bewegen.

Kleinkinder im Kindergartenalter haben einen großen Bewegungsdrang. Fördern Sie die Bewegung Ihres Kindes, animieren Sie Ihr Kind sich in der frischen Luft zu bewegen und machen Sie mit, denn nur so wird Ihr Kind die tägliche Bewegung als einen wichtigen Teil seines Abnehmprogrammes akzeptieren.

Wenn Sie keinen großen Garten haben, weichen Sie auf Spielplätze oder Parkanlagen aus, dort kann sich Ihr Kind so richtig austoben und verbraucht wertvolle Kalorien. Besuchen Sie gemeinsam mit Ihrem Kind so genannte Eltern-Kind-Turnveranstaltungen, dort haben Sie die Möglichkeit unter fachlicher Beratung verschiedene Turngeräte auszuprobieren, die Sie zu Hause nicht haben.

Ihr Kind lernt bei dieser Art von Bewegung das Balancieren, Springen, Tanzen, Werfen und Rennen, wertvolle Bewegung die dem Körper Ihres Kindes gut tut und somit die Grobmotorik trainiert.

Mit dem Eintritt in die Schule verbringt Ihr Kind enorm viel Zeit im Sitzen, dazu kommen weitere Stunden vor dem Fernseher und bei den Hausaufgaben. Für die gesunde Entwicklung Ihres Kindes ist deshalb Bewegung enorm wichtig.

Natürlich können Sie auch Zuhause Sport betreiben. Wenn das Wetter mal nicht so mitspielt, gibt es keine Ausrede, sich bewegen kann man auch in den eigenen vier Wänden.

Im Internet finden Sie viele Trainingsprogramme, die Sie mühelos nachmachen können. Auch hier gilt wieder: Es machen alle mit! Bewegung tut der ganzen Familie gut und das Kind mit Gewichtsproblemen darf niemals das Gefühl bekommen, dafür bestraft zu werden.

Gehen Sie mit Ihrem Kind täglich spazieren.

Motivieren Sie Ihr Kind, bei Haus- und Gartenarbeit mitzuhelfen, auch diese Form von Bewegung verbraucht Energie.

Stellen Sie keinen Fernseher und keinen Computer ins Kinderzimmer. Schaffen Sie stattdessen große Flächen, auf denen sich Ihr Kind nach Belieben austoben kann.

Geben Sie Ihrem Kind die Möglichkeit, verschiedene Sportarten auszuprobieren, damit es herausfindet, was Ihm Spaß bereitet. Finden Sie eine Sportart, die Ihr Kind lieben lernen wird, sobald es merkt, wie gut es dem eigenen Körper und dem Gewicht tut, sich zu bewegen. Sicherlich wird sich diese Begeisterung nicht von heute auf morgen einstellen, denn ihr Kind, das sich bisher kaum bewegt hat, wird Zeit zur Umstellung seines neuen Lebensrhythmus brauchen.

Ihr Kind braucht Sie, Seien Sie für ihr Kind da und unterstützen Sie es zu jeder Zeit!

Kapitel 7

Der richtige Ernährungsplan

Am besten eignen sich für den Ernährungsplan fünf Mahlzeiten pro Tag.

Frühstück- Jause- Mittagessen- Jause- Abendessen

Wie Sie die Mahlzeiten Ihres Kindes einteilen, bleibt ganz Ihnen überlassen, denn nur Sie kennen den Tagesablauf Ihres Kindes. Wenn Ihr Kind mittags nicht Zuhause isst, dann fällt die Hauptmahlzeit auf den Abend und die anderen Essen verteilen sich auf den übrigen Tag.

FRÜHSTÜCK:

Ihr Kind sollte das Frühstück zu sich nehmen, das ihm schmeckt. Außer Süßigkeiten, Weißbrot oder süße Cerealien ist alles erlaubt.

Hier einige Vorschläge:

Zum Trinken eignet sich hier am besten **Tee** oder ein paar Schlucke **Orangensaft**. Kakao sollte eher seltener getrunken werden, weil sich hier schon wieder viele Kalorien beim Frühstück verstecken, die wir im Laufe des Tages dringender brauchen, dann schon eher nur Milch.

Ein **Müsli** kombiniert mit Früchten, ist auch eine tolle Frühstücksidee. Wenn es möglich ist, verwenden Sie kein Fertigmüsli, da auch hier wieder viel versteckter Zucker vorhanden ist. Verwenden Sie Haferflocken mit Rosinen und Früchten, sowie einigen Nüssen, etwas Milch oder Joghurt darüber und schon ist eine gesunde Frühstücksmahlzeit für Ihr Kind fertig. Das Selbe kann natürlich auch mit Topfen (Quark) gemacht werden. **Fruchtjogurt** kann natürlich auch genommen werden, achten Sie hierbei nur auf den Zuckergehalt des Joghurts, denn auch hier gibt es viele Zuckerfallen, die man vermeiden kann.

Wenn ihr Kind nicht der große Frühstücksfan ist bieten Sie ihm einfach etwas **Obst** an, doch bitte niemals ohne Frühstück aus dem Haus gehen, denn genau dann produziert man tagsüber Heißhungeranfälle.

Eine andere Variante eines gesunden Frühstückes sind **Eier**. Rühreier, Spiegeleier, scrambled-egg, Omelett, jede dieser Eierspeisen eignet sich hervorragend als Frühstück. Bieten Sie Ihrem Kind ein Stück Brot dazu an und es kommt gut über den Vormittag.

Apfelkompott ist auch eine gute Variable wenn ihr Kind nur wenig Zeit zum Frühstücken hat oder kein Frühstücker ist.

Fruchtshakes sind auch sehr beliebt bei Kindern und Jugendlichen. Stellen Sie einen Mixer oder den Pürierstab in die Küche somit geht es schnell mit etwas Milch oder Topfen und vielen Früchten einen leckeren Frühstücksshake zubereiten.

Benützen Sie **Zimt** als Süßungsmittel. Zimt ist gesund und begünstigt das Abnehmen.

Vollkornbrot mit beliebigem Belag, wie Hüttenkäse, Putenwurst, oder magerem Schinken, oder etwas Käse eignet sich auch hervorragend als gesundes Frühstück.

Hier hab ich Ihnen einige von vielen Möglichkeiten aufgeschrieben, die Ihrem Kind einen guten Start in den Tag ermöglichen.

Nochmals, versuchen Sie allen Süßspeisen am Morgen aus dem Weg zu gehen, dazu gehören, auch wenn Sie geliebt und viel gegessen werden, alle Cerealien!!

SNACKS:

Da für das Frühstück an einem normalen Schulalltag meistens wenig Zeit bleibt, ist es umso wichtiger, dass Sie Ihrem Kind eine Jause mitgeben. Es kommt darauf an, wieviel Ihr Kind am Morgen frühstückt. Isst Ihr Kind morgens eine große Menge sollten Sie den Snack eher geringer halten, etwas Obst oder Gemüse. Frühstückt Ihr Kind wenig, kann der Snack etwas mehr sein, wie etwa Vollkornbrötchen oder Knäckebrot.

Obst oder Gemüse eignet sich hervorragend als Snack, um es in die Schule oder für Unterwegs mitzunehmen. Schneiden Sie Gemüse aller Art, je nachdem welches Gemüse Ihr Kind gerne isst, klein zusammen und geben Sie es ihm in die Jausenbox. Sie werden staunen, schön klein aufgeschnitten wird es Ihr Kind lieben.

Klein portioniertes **Vollkornbrot oder Knäckebrot** mit leichtem Aufstrich oder etwas Gemüse ist auch ein toller Snack für Zwischendurch. Bereiten Sie selbst etwas Liptauerkäse zu und streichen Sie es auf das Brot. Sie brauchen nur etwas Topfen (Quark), Paprikapulver, Gewürze, kleine Essiggurken und schon haben Sie den Liptauer fertig. Durch diese kleinen Zwischenmahlzeiten wird Ihr Kind niemals Heißhunger bekommen und so sind Sie am richtigen Weg, ihr Kind gesund und fit zu bekommen.

Sollte Ihr Kind kein **Joghurt** zum Frühstück essen, kann es diesen auch als Snack verzehren. Mit etwas Obst ist es eine hervorragende Zwischenmahlzeit.

Geben Sie auch **Nüsse** in die Box ihres Kindes. Sie dürfen alle Nüsse außer Erdnüsse verwenden. Sie werden staunen wie viele Nussarten es gibt und auch Ihr Kind kennt sicherlich nur einige davon. Erdnüsse sollten weggelassen werden, weil sie im Gegensatz zu anderen Nüssen wenig Omega 3 Fettsäuren enthalten und sehr oft Schuld an allergischen Reaktionen sind.

Sie können kreativ sein im Gestalten der Snacks, überraschen Sie ihr Kind mit ihren eigenen Kreationen.

MITTAGESSEN:

Die optimale Lösung wäre, wenn Ihr Kind mittags zu Hause ist, jedoch ist es bei größeren Kindern eher der Fall, dass Sie erst später von der Schule heimkommen und so das Hauptessen auf den Nachmittag oder auf den Abend fällt.

Das ist kein Problem, es sollte jedoch nur eine von den zwei Mahlzeiten eine Hauptmahlzeit sein. Man isst entweder zu Mittag warm oder am Abend. Bitte geben Sie Ihrem Kind nicht zwei Hauptmahlzeiten am Tag, denn dies würde zu viel sein.

Wenn Ihr Kind erst spät am Nachmittag oder am Abend von der Schule nach Hause kommt, bekommt es eine zusätzliche Jause für den Mittag mit und gekocht wird am Abend.

Kochen Sie Ihrem Kind Speisen, die es liebt. Sie sollten nur nicht zu fett sein. Ihr Kind sollte auf nichts verzichten müssen, achten Sie nur darauf wie viel und das es regelmäßig isst.

Die Mittagsmahlzeit sollte alles beinhalten was, ihr Kind zum Richtigsattwerden braucht. **Gemüse, Kartoffel oder Nudel oder Reis, Fleisch oder Fisch, Eier**. Probieren Sie auch Dinge aus, die Sie nicht kennen. Zum Beispiel, **Quinoa** ist eher unbekannt, schmeckt hervorragend und ist ein guter und gesunder Reisersatz. Sie können es überall dazu verwenden, ob süß oder salzig. Es gibt so viele leckere, gesunde Rezepte, ich werde ihnen einige Beispiele unten anführen.

Zum Beispiel **WOK Gemüsepfanne**:

Sie schneiden verschiedenes Gemüse klein und braten es mit etwas Huhn oder Putenfleisch an. Würzen es und fertig ist ein schnelles, gesundes Gericht. Mit etwas Reis oder Kartoffel wird es ihrem Kind sicherlich schmecken.

Verwenden Sie **Vollkornnudel,** wenn Sie Nudel verwenden und kaufen Sie **Vollkornrels**.

Vollkornnudel mit Tomatensauce oder

Reispfanne mit Gemüse oder Fleisch

Es gibt so viele Gerichte, die Ihr Kind essen darf und dadurch sogar Gewicht verliert.

Bieten Sie Ihrem Kind vor jeder Mahlzeit eine Portion **Salat** an, dieser nimmt den ersten Hunger, ist gesund und verhindert, dass Ihr Kind zu viel zu sich nimmt. Wenn Ihr Kind hungrig ist, wird es erst mal den Salat essen und kriegt somit schon eine wertvolle Portion Vitamine ab bevor das Kind sich der Hauptmahlzeit widmet.

Kaufen Sie **Wraps**, die bekommen Sie fast überall, am besten eignen sich Vollkornwraps. Füllen Sie diese mit verschiedenen Lebensmitteln wie Fleisch oder Gemüse, dekorieren Sie den Wrap mit Salat, würzen Sie ihn herzhaft und Ihr Kind wird es lieben. So zeigen Sie ihrem Kind, dass auch Zuhause gut gegessen werden kann.

Panieren Sie Fleisch ab sofort nur mehr mit Mehl und Ei und braten Sie das Fleisch in wenig Butter heraus. Eine andere Möglichkeit bieten **Nusskrümmel** oder **Kürbiskernpanade**. Zerkleinern Sie Nüsse oder Kürbiskerne und panieren Sie es nach dem Mehl und dem Ei auf das Fleisch.

ABENDESSEN:

Wenn Ihr Kind die Hauptmahlzeit schon zu Mittag zu sich genommen hat, wird am Abend keine große, warme Mahlzeit mehr gegessen. Am Abend bekommt ihr Kind eine leichte, kalte Mahlzeit die den Magen nicht zu sehr belastet.

Es gibt viele Möglichkeiten nette **Vollkornbrote** herzurichten und nett zu verzieren, dazu eignet sich Gemüse hervorragend. Bunte Paprika oder Tomatenstücke machen eine nette Figur auf den Brötchen.

Schneiden Sie kleine Brötchen auf, bestreichen Sie die Brote mit Butter und belegen Sie die Brote mit **magerem Schinken**, **Putenbrust** oder **Käse**. Dazu allerlei verschiedenes **Gemüse**, wie Radieschen, Kirschtomaten und alles, was der Garten oder die Saison so anbietet. Richten Sie die Brötchen lieblich her und drapieren Sie das Gemüse nett, denn dann wird Ihr Kind Freude am gesunden Essen haben.

Sie können die Abendjause auch süß gestalten. Legen Sie Erdbeeren oder Pfirsiche aufs Brot oder irgendein Obst, das ihr Kind gerne isst.

Belegen Sie die Brote mit Ihrem Kind gemeinsam und Ihr Kind sollte entscheiden, was auf die Brote raufkommen sollte. Nur gesunde Dinge, versteht sich. Es gibt so viele verschiedene gesunde Lebensmittel. Zeigen Sie Ihrem Kind was die Lebensmittelindustrie zu bieten hat. Probieren Sie Dinge aus, die Ihr Kind nicht kennt, versuchen Sie die Neugierde Ihres Kindes für neue Lebensmittel zu wecken. Kinder probieren gerne Dinge aus, die sie nicht kennen. Immer wieder mache ich die Erfahrung, dass Kinder gewisse Gemüsesorten probieren und ganz begeistert sind, Sie aber zu Hause diese Lebensmittel nicht bekommen. Versuchen Sie, neue Dinge in den Speiseplan einzubauen, Sie werden erstaunt sein, wie erfreut Ihre Familie reagieren wird.

Kapitel 8

Führen Sie den Cheat-Day ein

Der Cheat-Day ist ein Tag, an dem Ihr Kind alles essen darf, was ihm schmeckt. An diesem Tag, der einmal in der Woche stattfindet, gibt es keine Verbote oder Grenzen für Ihr Kind. Der Cheat Day ist der einzige Tag, wo Sie frei haben. Frei in dem Sinn, dass Sie sich nicht um die Ernährung Ihres Kindes kümmern müssen. Entscheiden Sie gemeinsam mit Ihrem Kind welcher Tag der Cheat Day sein soll und gönnen Sie ihrem Kind etwas Pause vom stressigen Alltag. Jedoch nur dieser eine Tag, der nächste Tag wird wieder ein ganz normaler Tag, an dem die Regeln zur Gewichtsreduktion befolgt werden. Nur so werden Sie Erfolg haben und auch nur so wird Ihr Kind mitmachen, weil es weiß, bald kommt der nächste Cheat Day. Kochen Sie an diesem Cheat Day die Lieblingsgerichte Ihres Kindes. Dieser Cheat Day entspannt die Woche und Ihr Kind hat nicht das Gefühl, immer verzichten zu müssen. Versuchen Sie ihrem Kind zu erklären, dass wenn Sie das Gewicht in Griff bekommen haben, eventuell ein weiterer Cheat Day hinzugefügt werden kann, das motiviert enorm und das richtige Essen fällt immer leichter.

Kapitel 9

Rezepte zum Nachkochen

Thunfischsalat mit Vollkornreis: für 4 Personen

7 dag Vollkornreis, ½ Gemüsesuppenwürfel, 5 dag Erbsen, ½ Dose Mais, 1 Stück rote Paprika, 1 Dose Thunfisch im eigenen Saft, 5 EL Haferfklockenkleie

Marinade: ½ Becher Joghurt, 1 TL Senf, 3 EL Milch, Salz, Pfeffer, Essig, gehackte Petersilie

Reis mit Gemüsesuppe im Verhältnis 1:2,5 dünsten und auskühlen lassen.

Erbsen kochen, Paprika kleinschneiden, Thunfisch und Mais abtropfen lassen.

Aus Joghurt, Senf, Milch und den Gewürzen eine Marinade machen. Marinade mit den restlichen Zutaten mischen und erneut abschmecken.

Bunter Nudelsalat mit Käse und Gemüse: für 3 Personen

20 dag bunte Nudel, 2 kleine Tomaten, 1 kleine Zucchini, 1 rote und eine gelbe Paprika, 1 kleiner Brokkoli, einige Radieschen, 6 dag Käse

Marinade: 5 EL Naturjoghurt, 3 EL Sauerrahm, Olivenöl, Essig, Kräuter

Teigwaren im Wasser al dente kochen, abseihen, abspülen und gut abtropfen lassen.

Brokkoli kochen und in kleine Röschen teilen.

Zucchini, Paprika, Radieschen und Tomaten würfelig schneiden, Käse länglich schneiden.

Aus Joghurt, Sauerrahm, Öl, Essig, und den Gewürzen eine Marinade bereiten und mit den Nudeln, dem Gemüse und dem käse mischen.

Salat abschmecken, und mit Schnittlauch oder Petersilie bestreuen.

Hühnersalat mit Sojakeimen und dazu ein Vollkornweckerl: für 2 Personen

20 dag Hühnerfleisch, Salz, Pfeffer, 2 EL Olivenöl, 1 kleine Honigmelone, 10 dag Sojakeime, 2 Tomaten, Vollkornweckerl

Marinade: 2 EL Sauerrahm, 2 EL Jogurt, 1 TL Senf, 1 TL Ketchup ungesüßt, 1 kleine Zwiebel, Salz, Pfeffer, Petersilie

Hühnerfleisch salzen, pfeffern, in Olivenöl anbraten und auskühlen lassen.

Hühnerfilet, Melone und Tomaten würfelig schneiden.

Aus den angegebenen Zutaten die Marinade erstellen und mit den restlichen Zutaten gut vermischen.

Vollkornbaguettscheiben mit Tomaten und Basilikum: 4 Personen

4 Stück Tomaten, 1 Zehe Knoblauch, 2 EL Olivenöl, 1 TL Basilikum, Peperoncino, Salz, Pfeffer, 8 Vollkornbaguettscheiben rustikal getoastet.

Tomaten würfelig schneiden, Knoblauch in Olivenöl andünsten und unter die Tomaten mischen.

Masse mit Basilikum, Peperoncino, Salz und Pfeffer würzen und den getoasteten toastbrotscheiben anrichten.

Gerne können Sie auch die fertig belegten Toastscheiben in den Backofen schieben und etwas antoasten.

Kräuter-Paprikaaufstrich: 4 Personen

25 dag Magertopfen, 3 EL Sauerrahm, 2 EL gehackte Kräuter (Petersilie, Schnittlauch, Basilikum), ½ rote Paprika, Salz und Pfeffer, Kümmel, 1 Zehe Knoblauch

Paprika waschen und klein aufschneiden, Topfen, Sauerrahm, Kräuter und Paprika gut durchmischen und mit den angegebenen Gewürzen abschmecken.

Bunter Topfenaufstrich. 4 Personen

25 dag Magertopfen, 2 EL Naturjoghurt, je ½ Stück roter und gelber Paprika, 1 Essiggurke, 1 Stück Zwiebel, ½ Apfel, 3 Stück Radieschen, Salz, Pfeffer.

Paprika, Essiggurke, Zwiebel, Apfel und Radieschen klein aufschneiden und mit dem Joghurt und den Gewürzen zu einem Aufstrich vermengen.

Bananenmilch:

250 ml fettarme Milch, 1 Banane, 1 TL Zitronensaft, 1 Prise Zimt.

Banane schälen, würfelig schneiden und pürieren. Milch und Zitronensaft dazugeben, nochmals durchpürieren und Zimt hinzufügen.

Sommernachtstraum:

15 dag Erdbeeren, 1 EL Zitronensaft, ! EL Honig, 500 ml Mineralwasser.

Erdbeeren waschen und pürieren, Erdbeermark mit Zitronensaft und Honig vermischen und mit Mineralwasser aufgießen.

Gute Laune Cocktail: 2 Gläser

2 Stück Bananen, 2 Stück Orangen, 1 Stück gepresste Zitrone, 300 ml Marillensaft, Vanillezucker, 4 Stück Eiswürfel.

Banane in Stücke schneiden und in einen Becher geben, Marillensaft, Zitronensaft dazugeben und durchpürieren.

Restlichen Zutaten in den Becker und nochmals durchpürieren, alles in ein Glas leeren und die Eiswürfel dazugeben.

Apfel-Karotten Schaumsuppe: 5 Personen

10 dag Zwiebel, 1 TL Olivenöl, 25 dag Karotten, 1 Liter Geflügelsuppe, 40 dag Äpfel, 1/16 Liter Cremefine oder Schlagobers, Salz, Pfeffer.

Zwiebel schälen und kleinschneiden, Karotten putzen, und in Scheiben schneiden.

Öl erhitzen, Zwiebel anrösten, Karotten dazugeben, weiterrösten und mit der Suppe aufgießen.

Suppe auf kleiner Flämme köcheln lassen, bis die Karotten schön weich sind.

Äpfel schälen, vierteln und entkernen, zur Suppe hinzufügen und weichdünsten.

Suppe pürieren, Schlagobers hinzufügen, nochmals aufkochen und mit den Gewürzen abschmecken.

Die Suppe kann auch wunderbar in einen ausgehöhlten Apfel serviert werden.

Klare Gemüsesuppe: 4 Personen

40 dag Gemüse (Karotten, Zucchini, Erbsen, Karfiol, Brokkoli), 1 große Kartoffel, 1 kleine Ziebel, 1 EL Öl, 1 Liter Wasser, Salz, Pfeffer, Muskatnuss, 1-2 Gemüsesuppenwürfel, etwas Schnittlauch.

Gemüse putzen, würfelig schneiden, Kartoffel schälen und ebenfalls würfelig schneiden.

Zwiebel schälen und hacken.

Öl erhitzen und den Zwiebel anrösten, mit Wasser aufgießen und das Gemüse etwas anrösten.

Würzen und die fertige Suppe abschmecken.

Hühnerfilet oder Putenfilet in Kokossauce mit Ananas und Paprika: 4 Personen

40 dag Hühnerfleisch, 1 Stück Zwiebel, 2 Stück Zucchini klein, 1 Stück Paprika rot und ein Stück Paprika grün, ½ Ananas, etwas Kokosmilch, 500ml Gemüsesuppe, Salz, Pfeffer, Basilikum, Ingwer, Curry, bei Bedarf Suppenwürze.

Hühnerfleisch in Streifen schneiden.

Zwiebel, Paprika, Zucchini und Ananas klein schneiden.

Öl erhitzen, Fleisch scharf anbraten, Zwiebel dazugeben, weiterrösten und mit der Suppe aufgießen.

Restlichen Zutaten dazugeben und etwas weiterköcheln lassen.

Sauce abschmecken und nah Bedarf würzen. Dazu servieren Sie Reis oder Vollkornnudel.

Spagetti mit Tomatensauce: 4 Personen

50 dag Nudel, 1,5 kg Fleischtomaten, 1 Zwiebel, 2 Knoblauchzehen, 1 TL Zucker, 2 EL Balsamico Essig, Pfeffer, Oregano, Olivenöl.

Tomaten enthäuten und in kleine Würfel schneiden.

Etwas Olivenöl erhitzen und den kleingeschnittenen Zwiebel und den Knoblauch hinzufügen und anrösten.

Die geschälten Tomaten oder die eingelegten Dosentomaten hinzufügen und leicht köcheln lassen.

Die restlichen Zutaten hinzufügen und solange köcheln bis man eine sämige Sauce hat.

Nudel al dente kochen und fertig ist das schnelle, gesunde essen.

Reislaibchen mit Basilikum: 4 Personen

25 dag Reis, 10 dag Magertopfen, 2 Stück Eier, Salz, Pfeffer, Petersilie, 1 Stück roter Paprika.

Zum Braten: 6 EL Ceres oder Butter

Garnitur und Sauce: 1 Pkg. Mozzarella, 2 Stück Tomaten, ½ Bund Basilikum, 1 Stück Zwiebel, ½ Würfel Suppenwürfel, 250ml Wasser, 1 Becher Creme fraiche.

Reis kochen und auskühlen lassen.

Paprika kleinwürfelig schneiden.

Reis mit Topfen, Eiern, Paprika mischen und würzen.

Aus der Masse Laibchen formen und in Öl anbraten.

Backrohr vorheizen.

Mozzarella und Tomaten in 1 cm dicke Scheiben schneiden.

Basilikum hacken, Laibchen mit Tomaten, etwas Basilikum und Mozzarella belegen und im Rohr überbacken.

Für die Sauce: Zwiebel schälen, kleinwürfelig schneiden und in etwas Öl anbraten, Suppe, Creme fraiche und Basilikum dazugeben und kurz aufkochen lassen. Sauce pürieren, abschmecken und würzen.

Laibchen mit etwas Sauce und frischen Basilikumblätter anrichten.

Makkaroni Törtchen auf Basilikumsauce: 7 Personen

25 dag Makkaroni, 10 dag mageren Schinken, 2 Stück Karotten, 5 dag Frühlingszwiebel oder Stangensellerie, 5 dag Butter, 3 Stück Eier, 10 dag Käse, 1 Becher Creme fraiche, 2 El Petersilie, 1EL Basilikum, Salz, Pfeffer, Knoblauch, Muskatnuss.

Für die Förmchen: zerlassene Butter und etwas Brösel

Für die Sauce: 250ml Suppe, 250ml Sauerrahm, 3 El gehacktes Basilikum, 1 EL glattes Mehl, Zitronensaft, Salz, Pfeffer.

Kleine ofenfeste Förmchen mit Butter bestreichen und mit Brösel bestreuen.

Nudel al dente kochen und gut abtropfen lassen.

Karotten, Sellerie oder Frühlingszwiebel kleinschneiden, sowie den Schinken in Würfel schneiden.

Gemüse bissfest kochen und abkühlen lassen.

Backrohr auf 180 Grad vorheizen.

Eier trennen, die Zimmerwarme Butter schaumig rühren, Dotter nach und nach darunterrühren.

Creme fraiche einrühren und Nudel, sowie Gemüse, Schinken, Käse und die Kräuter dazugeben.

Dier Masse mit den Gewürzen abschmecken.

Eiklar zu Schnee schlagen und unter die Nudelmasse heben.

Masse in die vorbereiteten Formen füllen und im vorgeheizten Rohr ca. 50 Minuten backen.

Basilikumsauce: Suppe aufkochen, Sauerrahm mit Mehl verrühren, in die kochende Suppe einrühren und ca. 1 Minute köcheln lassen. Gehacktes Basilikum dazugeben.

Gewürze und Zitronensaft dazugeben und mit dem Stabmixer kurz aufschäumen.

Makkaronitörtchen aus den Formen nehmen und mit der Basilikumsauce anrichten.

Fischstäbchen mit Apfel- Karottendip: 2 Personen

25 dag Seelachfilet, Scholle oder Forellenfilet, 2 EL leicht Mayonnaise, 10 dag Naturjogurt, 2 EL Zitronensaft, 1 kleinen Apfel, 1 Frühlingszwiebel, 1 Karotte, Salz, Pfeffer, 2 EL Mehl, 1 Ei, 3 EL Semmelbrösel, 2 EL geriebene Mandeln, 3EL Rapsöl oder Ceres, ½ Zitrone.

Für den Dip die Mayonnaise mit Jogurt und dem Zitronensaft verrühren.

Die Äpfel halbieren und entkernen.

Frühlingszwiebel und Karotte schälen und alles würfelig schneiden.

Alle Zutaten unter das Dip rühren und würzen.

Fisch kalt abspülen, kleine Stäbchen schneiden und mit Salz und Pfeffer würzen.

Fisch zuerst in Mehl, Eier und zum Schluss in den Mandeln wenden. So entsteht eine gesunde Panade.

Öl in einer Pfanne leicht erhitzen und die Fischstäbchen leicht herausbraten.

Statt Mandeln können Sie auch gehackte Nüsse oder Kürbiskerne verwenden.

Bratapfel mit Vanillesauce: 2 Personen

4 kleine Äpfel, ½ Päckchen Vanillesaucenpulver, 1 EL Vanillezucker, 2 EL Zucker, ¼ l Milch, 1 EL Rosinen, 1 EL Zitronensaft, 3 dag Haselnüsse oder Mandeln, 1 EL Honig, 1 EL Creme fraiche, 2 Prisen Zimt, Zitronenschale.

Für die Vanillesauce bereiten Sie einen etwas dünneren Vanillepudding laut Beschreibung auf dem Puddingsäckchen vor.

Äpfel gut waschen und abtrocknen lassen.

Stiele und Kerngehäuse entfernen und das Innenleben des Apfels aushöhlen.

In die Höhle Zitronensaft träufeln.

Den Backofen auf 200 Grad vorheizen.

Die Nüsse, Zitrone, Rosinen, Honig und Creme fraiche zusammenmischen und in den Apfel füllen.

Den Zimt darüber streuen.

Im Backofen ca. 20 Minuten backen und mit der Vanillesauce servieren.

Hier habe ich Ihnen nur einige meiner Rezepte aufgeschrieben.

Ein Kochbuch mit vielen weiteren leckeren Rezepte zum Schlank bleiben ist gerade in Vorbereitung.

Ich wünsche Ihnen und Ihrem Kind eine tolle Zeit, in der Sie gemeinsam einen gesunden Weg finden, das Übergewicht ihres Kindes auf einfache Art und Weise, in den Griff zu bekommen.

Für Fragen und Anregungen stehe ich ihnen gerne zur Verfügung:

Kristindemar@gmx.at

Lizenznachweiß:

Coverfotoquelle: Fotolia.com

Foto Seite 30:   Fotolia.com